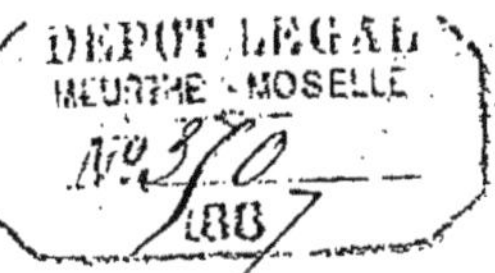

ASSOCIATION FRANÇAISE

POUR

L'AVANCEMENT DES SCIENCES

CONGRÈS DE NANCY

1886

M. Versin

PARIS
AU SECRÉTARIAT DE L'ASSOCIATION
4, rue Antoine-Dubois, 4
(PLACE DE L'ÉCOLE-DE-MÉDECINE)

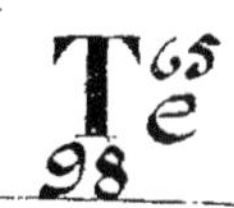

ASSOCIATION FRANÇAISE

POUR L'AVANCEMENT DES SCIENCES

Congrès de Nancy. — 1886

M. Auguste VOISIN

Médecin de la Salpêtrière.

OBSERVATIONS D'ALIÉNATION MENTALE AIGUË TRAITÉE PAR L'HYPNOTISME

— *Séance du 13 août 1886.* —

J'ai fait au Congrès de Blois et de Grenoble des communications dans lesquelles j'avais pour but de démontrer que le sommeil hypnotique peut être obtenu chez des aliénés et que ses effets, ainsi que les suggestions qu'il permet d'employer ont une influence curative chez ces malades.

J'ai lu, entre autres, deux observations d'aliénées que j'avais hypnotisées pendant un état d'excitation maniaque.

Ma lecture d'aujourd'hui a pour but d'affirmer davantage mes conclusions par l'exposition de deux faits tout récents où le sommeil hypnotique a pu être obtenu dans mon service de la Salpêtrière, chez deux aliénées agitées.

Observation I. — La première, une nommée C..., âgée de 48 ans, que j'avais déjà hypnotisée dans un état de lypémanie tranquille et que j'avais guérie par ce moyen, était retombée malade le 5 juillet 1886, à la suite de la mort subite de sa mère, qu'elle n'avait pu assister à ses derniers moments.

Le trouble mental consistait depuis 10 jours en une agitation des plus grandes; elle parlait à tort et à travers de faits anciens et récents, du chirurgien Boyer, de son interne Becquet, d'une famille amie, de maîtresses d'étudiants, de choses lubriques et obscènes, elle montrait ses parties génitales ; le sommeil était nul.

L'attention était impossible à fixer.

J'ai pu l'hypnotiser deux fois à quelques jours d'intervalle.

A la première séance, je n'ai pu l'endormir qu'au bout d'une heure au moyen du regard et de la fixation de mon doigt tenu au-dessus de la racine du nez.

La deuxième séance a été plus difficile encore : il a fallu cinq aides pour la tenir ; les procédés par le regard et par le doigt n'ayant pas réussi, j'ai introduit un écarteur palpétral entre les paupières de chaque œil, et après avoir tenu pendant 10 minutes la lampe à magnésium devant elle, j'ai obtenu le sommeil. Le tout avait duré 1 heure un quart.

J'en ai profité pour lui suggérer d'être calme à son réveil et de rester calme, de ne plus prononcer de mots indécents, de ne plus relever sa robe, d'aller travailler à la couture dans la salle de travail et de demander à être placée dans un dortoir de malades tranquilles.

A son réveil, elle a eu encore un peu d'excitation, mais le lendemain, le calme était complet, la malade était réservée et d'une bonne tenue ; je la trouvai travaillant à l'atelier de couture dans la section des tranquilles.

Observation II. — La deuxième malade, nommée Tier..., âgée de 40 ans, est entrée dans mon service, le 24 juin 1886, dans un état de lypémanie avec stupeur profonde et mutisme à peu près absolu dont elle ne sortait à intervalles éloignés que pour parler de gendarmes armés de sabres qui venaient pour l'arrêter, d'un meurtre dont on l'accuse et de la police.

Elle restait le plus souvent debout ou assise, mais la nuit elle ne cessait de se mouvoir ; et elle ne dormait pas un instant. Elle cherchait incessamment à s'étrangler ; son cou présentait une ligne ecchymotique circulaire qui avait été bien évidemment produite par un cordon ; aussi lui avait-on mis la camisole.

Les pupilles étaient égales ; les oreilles bien faites, symétriques.

Pas de trouble des sens.

Pas de déviation ni de tremblement de la langue ni des lèvres. Orthognathe. Rien de particulier au cœur.

Hyperesthésie légère de la région mammaire, des mollets et dans la région iliaque droite et analgésie peu considérable dans le membre supérieur droit.

Elle laissait aller l'urine et les fèces.

Elle se refusait absolument à manger depuis plus de 15 jours.

Le 29 juin. Depuis son entrée, il y a 5 jours, Tier... s'est refusée à manger ; l'haleine est excessivement fétide (odeur de macération anatomique) ; la face a une teinte bistre ; les dents et les lèvres sont croûteuses ; la langue est sale.

L'état mental est le même ; l'idée de suicide persiste et les tentatives de s'étrangler sont incessantes. — Refus de manger.

A 10 heures du matin, je prie M. Ochorowicz de tenter d'hypnotiser la malade. Il appose sa main gauche sur le front et fait de la main droite quelques passes au devant des yeux. Le sommeil est obtenu en 10 minutes.

Je constate que le collapsus des 4 membres est complet, que la peau est absolument insensible aux piqûres d'épingles.

La camisole est enlevée, je lui enjoins de se lever, d'aller se coucher dans son chalet, d'y dormir jusqu'à 11 heures du matin et de boire le lait qu'on lui présentera ; elle se lève et, guidée par nous, elle fait cent pas et va s'étendre sur son lit.

La suggestion de dormir jusqu'à 11 heures du matin a été exécutée et dans la journée elle a bu 4 tasses de lait.

30 *juin*. La nuit a été calme ; la malade a dormi sans bouger.

A 10 heures et demie du matin, deuxième emploi de l'hypnotisme par moi-même suivi de succès. Je lui ai suggéré de dormir jusqu'au lendemain et de ne plus laisser aller l'urine et les fèces et de boire du lait.

A 2 heures elle a ouvert les yeux, a paru se réveiller; elle s'est assise sur le bord de son lit.

L'interne du service, M. Huet, est venu à 5 heures du soir; il lui a dit de boire du lait (ce qu'elle a fait), de se recoucher et de dormir.

Elle a dormi jusqu'au lendemain; le sommeil a été calme; elle était absolument analgésique.

Depuis ce jour elle a cessé de gâter.

Les suggestions lui ont enjoint entre autres « de se lever quand elle aurait besoin ».

Le traitement par l'hypnotisme a été fait chaque jour ou tous les 2 jours et les suggestions ont porté sur le sommeil, la disparition des idées de culpabilité, de poursuite et d'emprisonnement, sur l'alimentation, sur le travail de couture à l'atelier et sur la conviction qu'elle se porte bien.

Le sommeil, l'alimentation, le travail de couture, ont donc été obtenus en 2 ou 3 séances.

20 *juillet*. — La malade me dit aller mieux; son habitus extérieur est, en effet, bien changé, mais les idées tristes n'ont pas encore disparu; elle nous a fait l'aveu qu'elle avait eu de grands chagrins, que tous les siens étaient morts, qu'on l'appelait empoisonneuse.

Les suggestions ont porté sur « ce que personne ne lui dit plus qu'elle est une empoisonneuse ».

27 *juillet*. — Elle n'a plus l'idée qu'elle est une empoisonneuse. Elle va tout à fait bien. Elle travaille à la couture pendant 5 heures par jour.

Le traitement est continué tous les deux à trois jours jusqu'au 2 août, époque où il cesse; ainsi elle a mangé à partir de la première séance, elle a parlé dès la troisième séance, elle a cessé de gâter dès la deuxième séance.

En résumé. Voici deux nouvelles observations qui me paraissent suffisamment démontrer que le sommeil hypnotique peut être obtenu dans l'aliénation mentale aiguë soit pendant l'excitation maniaque, soit au cours de la folie lypémaniaque des plus intenses. Ces deux faits confirment les considérations que je vous avais déjà présentées à des congrès antérieurs, j'ai cru utile, en vous en faisant part, de vous montrer le parti considérable que l'on peut retirer de l'hypnotisme dans la folie.

M. Auguste VOISIN

Médecin de la Salpêtrière.

ÉTUDE DE PHÉNOMÈNES RÉFLEXES POUVANT SERVIR AU DIAGNOSTIC DU SOMMEIL HYPNOTIQUE ET METTRE A L'ABRI DE LA SIMULATION

— *Séance du 13 août 1886.* —

J'ai récemment observé chez trois malades, pendant le sommeil hypnotique, les phénomènes suivants qui me paraissent intéressants.

L'une est atteinte d'ataxie locomotrice progressive ; la seconde est une aliénée hystéro-hypocondriaque et la troisième une aliénée lypémaniaque non hystérique ayant des idées de suicide.

Voici en quelques mots en quoi consistent ces phénomènes :

La pression, le pincement et la percussion d'une partie des membres donnent lieu chez les deux premières aussitôt qu'elles sont hypnotisées à des secousses qui se transmettent au membre excité et à tout le corps, et qui sont suivies chez l'ataxique de contracture avec flexion forcée et demi-supination du membre frappé ou pincé ; ces secousses durent une à trois secondes chez ces deux malades. Chez la troisième non hystérique, le phénomène est produit à la face par la fixation de mon regard ou d'un corps brillant. La face entière est prise alors de secousses convulsives très fortes ; la physionomie présente l'apparence d'un grand malaise et la peau de la face, ainsi que les conjonctives rougissent d'une façon très nette.

Ces secousses cessent avec l'action excitante, mais si cette excitation est maintenue, elles continuent.

Ces phénomènes sont-ils dus à de l'hyperexcitabilité musculaire ?

Je me suis assuré que non, quoique mes malades fussent en léthargie, comme c'est la règle dans l'hyperexcitabilité musculaire.

Ce dernier signe est en effet déterminé par la palpation ou la malaxation un peu forte du corps charnu d'un muscle ou par la percussion, le tiraillement de son tendon ou par une pression exercée sur un tronc nerveux moteur, et l'hyperexcitabilité se traduit par la contracture de ce muscle ou des muscles innervés par ce nerf.

En outre, les secousses dont je parle ne sont pas susceptibles de transfert, tandis que le transfert est la règle dans l'hyperexcitabilité musculaire.

De plus, l'hyperexcitabilité musculaire n'est pas mise en jeu par les excitations purement cutanées, tandis que ces secousses sont déterminées par un léger pincement de la peau et le simple choc d'un doigt.

L'idée que ces phénomènes sont dus à de l'hyperexcitabilité musculaire doit donc être écartée, mais leur caractère nettement réflexe doit leur faire attribuer un mode pathogénique analogue ; je pense en effet qu'il est rationnel de comparer leur pathogénie à ce qui se passe chez les animaux à qui on a supprimé l'encéphale ou sectionné complètement la région cervicale de la moelle épinière et chez qui une excitation périphérique provoque des mouvements réflexes exagérés.

Il est de fait que ces trois malades présentent, étant hypnotisées, l'aspect et l'état intellectuel du léthargique.

On ne peut, en effet, que très difficilement converser avec elles, on n'obtient que des réponses par signes ou par monosyllabes. L'activité cérébrale est à peu près complètement suspendue et il est malaisé de l'influencer par suggestion auditive.

Il y a donc chez ces malades coïncidence de l'état léthargique et partant de la suppression à peu près complète de l'activité cérébrale avec l'exaltation de la force excito-motrice de la moelle épinière et du bulbe rachidien.

Il m'a paru d'autant plus utile de vous faire part de ces faits que la connaissance de caractères objectifs du sommeil hypnotique permettra de se mettre à l'abri de la simulation.

Nancy, imprimerie Berger-Levrault et Cie.

ASSOCIATION FRANÇAISE

POUR L'AVANCEMENT DES SCIENCES

EXTRAIT DES STATUTS ET RÈGLEMENT

STATUTS

ART. 4. — L'Association se compose de membres fondateurs et de membres ordinaires ; les uns et les autres sont admis, sur leur demande, par le Conseil.

ART. 6. — Sont membres fondateurs les personnes qui auront souscrit, à une époque quelconque, une ou plusieurs parts du capital social : ces parts sont de 500 francs.

ART. 7. — Tous les membres jouissent des mêmes droits. Toutefois, les noms des membres fondateurs figurent perpétuellement en tête des listes alphabétiques, et les membres reçoivent gratuitement, pendant toute leur vie, autant d'exemplaires des publications de l'Association qu'ils ont souscrit de parts du capital social.

RÈGLEMENT

ART 1er. — Le taux de la cotisation annuelle des membres non fondateurs est fixé à 20 francs.

ART. 2. — Tout membre a le droit de racheter ses cotisations à venir en versant, une fois pour toutes, la somme de 200 francs. Il devient ainsi membre à vie.

Les membres ayant racheté leurs cotisations pourront devenir membres fondateurs en versant une somme complémentaire de 300 francs. Il sera loisible de racheter les cotisations par deux versements annuels consécutifs de 100 francs.

La liste alphabétique des membres à vie est publiée en tête de chaque volume, immédiatement après la liste des membres fondateurs.

Les souscriptions des membres fondateurs peuvent être versées en une seule fois ou en deux versements de chacun 250 *francs.*

Les souscriptions sont reçues :

Au SECRÉTARIAT, 4, rue Antoine-Dubois (Place de l'École-de-Médecine).

Nancy, imprimerie Berger-Levrault et Cie.

www.ingramcontent.com/pod-product-compliance
Ingram Content Group UK Ltd.
Pitfield, Milton Keynes, MK11 3LW, UK
UKHW020552230726
13925UKWH00006B/2542